49 PERGUNTAS SOBRE OSTEOPOROSE

49 PERGUNTAS SOBRE OSTEOPOROSE

Jean Ikonomidis
Mariana Lamussi
Paulo Potiguara
Sandra Alamino
Silvio Villa Real

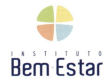

49 perguntas sobre osteoporose é uma publicação do Instituto Bem-Estar e integra a Coleção 49 Perguntas.
2017

Coordenação editorial
Daniel Martins de Barros
Supervisão técnica
Sandra Alamino
Edição de conteúdo
Carol Scolforo
Projeto gráfico e diagramação
Wesley Costa

Todas as imagens deste livro foram retiradas do site freepik.com, exceto as imagens pagas ao site 123rf.com

Instituto Bem-Estar

Rua Dr Carlos de Morais Barros, 450
Vila Campesina, Osasco, SP
Cep 06023-000
Tel. (11) 3184-0082
www.institutobemestar.com.br
Facebook – facebook.com.br/institutobemestar
App - Instituto Bem-Estar

SOBRE O INSTITUTO BEM-ESTAR

Cuidar da saúde integral (física e mental) dos nossos pacientes é a especialidade do Instituto Bem-Estar, fundado em 2007. Muito além de tratar doenças, o propósito do nosso trabalho é oferecer o que há de mais moderno em diagnóstico e tratamento. Contamos com uma equipe de médicos especializados e atualizados, que atuam de forma integrada na busca de soluções para a saúde, aliando seus esforços à eficiência e ao conforto de nossa unidade. Recebemos o reconhecimento da farmacêutica Ipsen e integramos os últimos três anuários que destacaram os melhores da saúde. Somos referência em uso de Botox®, nas especialidades de Fisiatria, Neurologia, Dermatologia, Pediatria e Urologia, com uso exclusivamente terapêutico. O Instituto Bem-Estar atende por diversos planos de saúde, que variam de acordo com cada especialidade. Informe-se com a nossa Central de Relacionamento com o Cliente para saber sobre os planos autorizados e suas coberturas para atendimento.

INTRODUÇÃO

A saúde é nosso bem maior. Por seu valor ser incalculável, não se pode comprá-la. E para manter-se saudável é preciso entender como o corpo funciona, a fim de cuidar bem dele. Com essa ideia, desenvolvemos a Coleção 49 Perguntas, que traz questões sobre doenças importantes, respondidas de forma direta, simples de serem entendidas, com um conteúdo de leitura rápida. Nosso objetivo é tirar as principais dúvidas que às vezes são esquecidas durante a consulta, ou até mesmo informar todos os detalhes a você. A pergunta número 50 nós deixamos para você fazer a seu médico.

Neste volume, *49 perguntas sobre osteoporose*, pensamos em como o problema afeta os pacientes, que muitas vezes não sabem o que fazer diante de tantas questões novas. Detalhamos as respostas com base na experiência clínica, na literatura científica e nas diretrizes dos órgãos de referência. Esperamos que você encontre nessa fonte tudo o que procura e, assim, faça escolhas seguras e conscientes, que tornem seu futuro mais saudável e feliz.

Boa leitura!

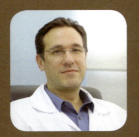

DOUTOR
JEAN IKONOMIDIS
é urologista no Instituto Bem-Estar, graduado em medicina pela Faculdade de Medicina da Fundação ABC, e mestre em Urologia pela Universidade Estadual de Campinas.
CRM 82.385

DOUTORA
MARIANA LAMUSSI
é geriatra no Instituto Bem-Estar, graduada pela Faculdade de Ciências Médicas da Santa Casa de São Paulo, e especializada em Geriatria e Gerontologia pela Universidade Federal do Estado de São Paulo.
CRM 131.113

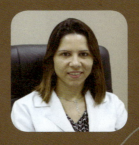

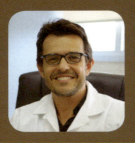

DOUTOR
PAULO POTIGUARA
é fisiatra no Instituto Bem-Estar, graduado em Medicina pela Faculdade de Medicina do ABC, especialista em Clínica Médica e Medicina Física e Reabilitação, e superespecializado em Terapia da Dor na Santa Casa de São Paulo.
CRM 87.828

DOUTORA
SANDRA ALAMINO
é fisiatra no Instituto Bem-Estar, graduada em Medicina pela Universidade Nove de Julho (Uninove), e especialista em Medicina Física e Reabilitação (HC-FMUSP).
CRM 141.133

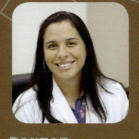

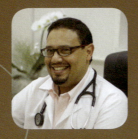

DOUTOR
SILVIO VILLA REAL
é clínico-geral no Instituto Bem-Estar, graduado pela Universidade Federal do Paraná.
CRM 92.638

Sumário

1 O que é osteoporose? 10

2 Quais os sintomas da osteoporose? 11

3 Como se faz o diagnóstico de osteoporose? 12

4 É uma doença grave? 13

5 Com que frequência devo realizar densitometria óssea? 14

6 Quais exames são importantes para o controle da osteoporose? 15

7 Quais são os fatores de risco para osteoporose? 16

8 A osteoporose afeta o corpo todo? 17

9 Osteoporose é hereditária? 18

10 Posso sentir dores? 19

11 Osteoporose tem cura? 20

12 Como posso tratar a osteoporose? 21

13 Quais os tipos de medicamentos disponíveis? 22

14 Como devo usá-los? 23

15 Quais as contraindicações para esses medicamentos? 24

16 Que especialista devo procurar? 25

17 Que complicações posso ter por conta da osteoporose? 26

18 Quando começamos a perder densidade óssea?..............................27

19 Qual a relação da menopaúsa com a osteoporose? 28

20 Qual a proporção de fraturas causadas pela osteoporose? 29

21 Qual o local de fratura mais comum? 30

22 Qual a principal causa de fratura?..31

23 Posso fraturar a coluna?...................32

24 Existe tratamento cirúrgico para fratura? 33

25 Quais os tipos de cirurgia vertebral?..............................34

26 Quais os tipos de cirurgia são indicados para o fêmur? 35

27 Que complicações posso ter como consequência das fraturas?..............36

28 A osteoporose pode matar?.............37

29 Os homens também podem ter osteoporose?.....................................38

30 Qual a proporção da osteoporose entre homens e mulheres?..............39

31 Quais tipos de doenças podem levar à osteoporose?............40

32 Faço uso de corticoide há muito tempo, isso é ruim?..........................41

33 O tabagismo pode influênciar no tratamento?..............42

34 O uso de álcool pode influenciar no tratamento?.............43

35 Que tipos de alimentos devo comer? 44

36 Quais alimentos são ricos em cálcio?.................................45

37 Devo tomar cálcio todos os dias? 46

38 A vitamina D é importante?...........47

39 Quais tipos de alimentos são ricos em vitamina D? 48

40 Preciso tomar sol com qual frequência? 49

41 Terapia de reposição hormonal ajuda?...............................50

42 Quais cuidados devo ter para realizar a terapia de reposição hormonal?........................51

43 Devo fazer fisioterapia?...................52

44 Exercício físico melhora?................53

45 Qual tipo de exercício é mais indicado? 54

46 Que cuidados devo ter no dia a dia?......................................55

47 Que cuidados devo ter em casa para evitar quedas?..................56

48 Devo mudar o meu calçado?...........57

49 Como posso prevenir a osteoporose?....................................58

50 E a próxima pergunta? 59

1
O QUE É OSTEOPOROSE?

Em um organismo saudável, todos os dias ocorrem depósitos de cálcio entre as células dos ossos. Isso faz com que tenhamos boa densidade óssea. Todo o corpo se renova diariamente e esse depósito ocorre em todo o esqueleto. Mas, quando isso não acontece, o processo chamados de osteoporose se instala. Sem a devida quantidade de cálcio, os ossos ficam enfraquecidos e frágeis deixando o corpo propenso às quedas.

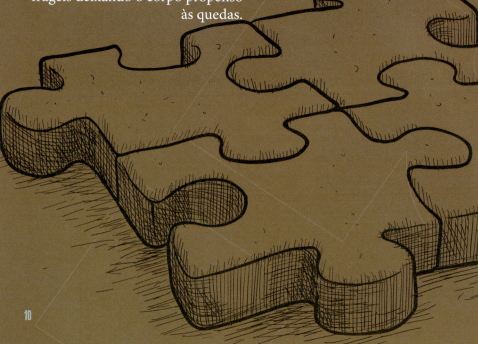

2

QUAIS OS SINTOMAS DA OSTEOPOROSE?

A osteoporose é silenciosa e seus sinais são difíceis de serem percebidos inicialmente. A pessoa apresenta sensibilidade e dor nos ossos nessa fase. Mas, conforme avança, a osteoporose, provoca quedas com fraturas – esse é um sintoma clássico. Nessa fase, podem surgir dores em regiões como o pescoço ou a lombar, diminuição da estatura e posturas encurvadas.

3
COMO SE FAZ O DIAGNÓSTICO DE OSTEOPOROSE?

Por ser uma doença cujos sintomas são difíceis de serem percebidos em fase inicial, a osteoporose precisa ser detectada por exames. O principal deles é a densitometria óssea. Esse exame é solicitado pelo médico em uma consulta inicial. A densitometria é indolor e avalia a densidade dos ossos e músculos do corpo, além de rastrear os locais que estão mais frágeis, ou onde as falhas estão se iniciando. O profissional também pode pedir uma radiografia, em alguns casos, e incluir exames como dosagem de creatinina, de testosterona e estrogênio, para fazer uma análise completa das possíveis causas da osteoporose.

4

É UMA DOENÇA GRAVE?

Por ser silenciosa, é uma doença que oferece perigos, pois pode se instalar e provocar fraturas, sem que o próprio paciente saiba de sua existência. Mas, se o tratamento adequado for seguido, incluindo todos os cuidados para evitar quedas, a osteoporose não é uma doença grave.

5

COM QUE FREQUÊNCIA DEVO REALIZAR DENSITOMETRIA ÓSSEA?

Geralmente, para as mulheres, a densitometria óssea é realizada após a menopausa, como prioridade, ou antes, se houver algum fator de risco envolvido. Para os homens, o exame é solicitado pelo médico quando há indícios de osteoporose, ou após os 70 anos. Se você já teve osteoporose diagnosticada, é necessário seguir as recomendações médicas, de acordo com o grau de avanço da doença ou fatores de risco, que podem exigir intervalos menores entre a realização dos exames.

6

QUAIS EXAMES SÃO IMPORTANTES PARA O CONTROLE DA OSTEOPOROSE?

O primeiro deles é o exame clínico, no qual o médico buscará indícios de osteoporose. Ele vai investigar seu histórico familiar, verificar sua estatura (se já houve diminuição), identificar se é sedentário, se passou por menopausa precoce, que medicamentos toma e se está exposto aos fatores de risco que a provocam. Depois disso, ele pode pedir que você faça os exames de densitometria óssea além de outros exames de laboratório, que vão avaliar as dosagens de vitamina D sérica, de cálcio, hormônio da paratireoide (PTH) e creatinina. Todos eles avaliam a quantidade de massa dos ossos e alguns investigam as causas das perdas ósseas.

7
QUAIS SÃO OS FATORES DE RISCO PARA OSTEOPOROSE?

Fatores como envelhecimento, menopausa, histórico familiar, baixa ingestão de cálcio, ingestão de bebidas alcóolicas ou com cafeína (como café e alguns refrigerantes), e fumo em excesso, sedentarismo ou uso de medicamentos, como corticoides, por tempo prolongado, podem facilitar o surgimento da osteoporose.

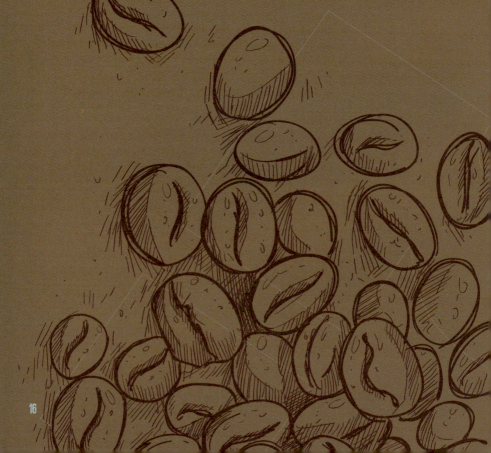

8
A OSTEOPOROSE AFETA O CORPO TODO?

Sim, essa síndrome pode surgir em qualquer osso do corpo. Mas os lugares mais comuns são o fêmur e a coluna vertebral.

9 OSTEOPOROSE É HEREDITÁRIA?

Sim. Se os seus pais tiveram osteoporose, é preciso aumentar os cuidados na prevenção da doença. Isso porque a eficiência de cada organismo ao absorver o cálcio é uma característica hereditária, transmitida geneticamente para os filhos. Há maior probabilidade de desenvolver o problema, sim, mas isso não significa certeza. Além disso, é possível reduzir essas chances com adoção de uma alimentação adequada e de novos hábitos que fortaleçam os ossos contra a doença.

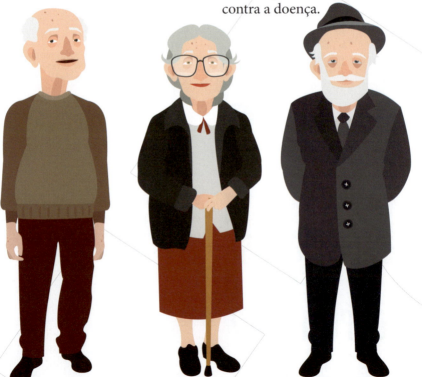

10

POSSO SENTIR DORES?

Sim. Geralmente a dor se relaciona à região que foi afetada pela osteoporose. Quando isso acontece, é um indicativo de que pode haver alguma fratura, fragilidade maior ou postura anormal no local afetado. Procure o médico caso sinta dor.

11
OSTEOPOROSE TEM CURA?

Poucos casos de osteoporose têm cura. Mas, com o tratamento correto, pode-se evitar que a osteoporose avance pelo corpo. A intenção dos cuidados é amenizar as dores, diminuir a perda e a fragilidade óssea e evitar as fraturas.

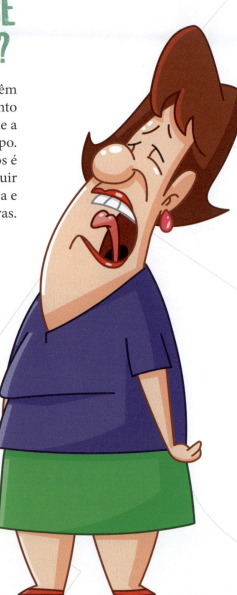

12

COMO POSSO TRATAR A OSTEOPOROSE?

O tratamento tem dois caminhos, que variam de acordo com a causa da osteoporose. O importante é que depois de descobrir o que a causou, a pessoa fique alerta a todos os cuidados para evitar quedas, e se mantenha ativa. O médico pode prescrever medicamentos para amenizar as dores e controlar o avanço da síndrome, optar por reposição hormonal e ainda fazer suplementação de cálcio e vitamina D. Há também algumas cirurgias que podem ser feitas para tratar a síndrome.

13
QUAIS OS TIPOS DE MEDICAMENTOS DISPONÍVEIS?

Há muitas indicações, e cada remédio se relaciona ao grau e à causa da osteoporose. Por isso, jamais copie o tratamento de pessoas conhecidas. Os medicamentos mais adotados são os bisfosfonatos (Aclasta), o raloxifeno, a teriparatida, o ranelato de estrôncio, desonumabe e a calcitonina. Além deles há os suplementos de vitamina D e cálcio.

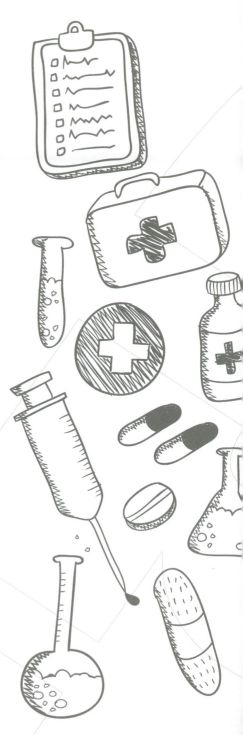

14

COMO DEVO USÁ-LOS?

Alguns medicamentos são ingeridos por via oral, outros por aplicação nasal ou por injeção (na pele, no músculo ou na veia). O paciente deve organizar essa rotina de medicação. As aplicações do Aclasta (bisfosfonatos) são feitas uma vez por ano em quem possui osteoporose e uma vez a cada 2 anos em quem possui osteopenia.

15 QUAIS AS CONTRAINDICAÇÕES PARA ESSES MEDICAMENTOS?

Eles são contraindicados para gestantes ou mulheres que pretendem engravidar; para pacientes com histórico de episódios tromboembólicos venosos (como trombose venosa profunda, embolia pulmonar e trombose de veia retiniana). Também não são indicados para pacientes com hipersensibilidade ao raloxifeno ou às substâncias que o medicamento contém. Pacientes com alteração hepática, incluindo colestase, problemas renais graves, sangramento uterino inexplicado, além de pacientes com sinais ou sintomas de câncer de endométrio ou de mama, não devem usar esses medicamentos. Para esses casos, não é comprovada a segurança do tratamento com essas substâncias.

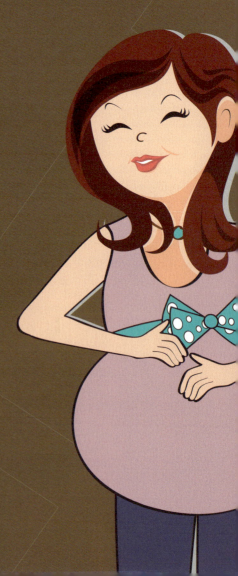

16

QUE ESPECIALISTA DEVO PROCURAR?

Você pode procurar um clínico-geral, um fisiatra, um ortopedista ou um geriatra – qualquer um destes médicos pode orientá-lo quanto às dúvidas, ou mesmo acompanhá-lo durante o tratamento.

17
QUE COMPLICAÇÕES POSSO TER POR CONTA DA OSTEOPOROSE?

As fraturas são as maiores complicações iniciais da osteoporose. Se elas interromperem a mobilidade de uma pessoa e impossibilitarem atividades físicas rotineiras, todo o organismo fica fragilizado. Nesse caso, quem já é portador de outras doenças, como diabetes, hipertensão e problemas cardiovasculares, precisa ter cuidados redobrados para evitar ainda mais complicações.

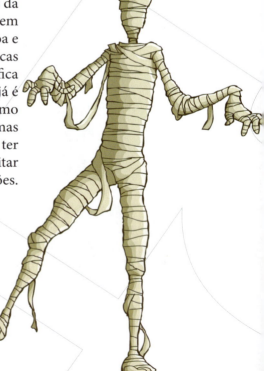

18

QUANDO COMEÇAMOS A PERDER DENSIDADE ÓSSEA?

Após os 35 anos, a densidade óssea começa a diminuir. Isso acontece porque a formação de novas células nessa fase já é menor que a reabsorção delas no organismo. Dos 45 aos 65 anos perdemos cerca de 10% de nossa massa óssea – mas esse número é considerado normal. Porém depois dos 65 anos, geralmente, esse processo se acelera (principalmente para as mulheres) e os cuidados com a prevenção e diagnóstico precoce devem aumentar.

19
QUAL A RELAÇÃO DA MENOPAUSA COM A OSTEOPOROSE?

A questão é relacionada ao hormônio estrogênio, que preserva os ossos e é produzido pelas mulheres durante toda a vida, até a menopausa. Nessa fase, os níveis de estrogênio caem drasticamente, o que deixa o organismo frágil e exposto à osteoporose. Se a pessoa também se expõe a fatores de risco da síndrome, as chances de desenvolvê-la aumentam bastante.

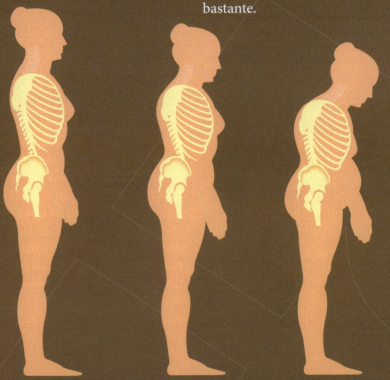

20

QUAL A PROPORÇÃO DE FRATURAS CAUSADAS PELA OSTEOPOROSE?

Os números são alarmantes. Estima-se que a cada 3 segundos ocorre uma fratura causada por osteoporose no mundo. A síndrome provoca queda em 50% das mulheres acima dos 50 anos.

21

QUAL O LOCAL DE FRATURA MAIS COMUM?

No início da osteoporose, é o punho. As pessoas usam as mãos para se protegerem, ao cair no chão. Esse impacto acaba causando fraturas na região. Outro local de grande incidência de fraturas é a coluna – acometendo cerca de 50% das pessoas. O quadril é outra área bastante afetada: por ano, 1,6 milhão de pessoas sofrem esse tipo de fratura, no mundo todo. Esses episódios são bastante perigosos: 50% das pessoas perdem a mobilidade, 25% ficam completamente dependentes de cuidados, 25% morrem e 10% caem de novo, dentro de um ano.

22

QUAL A PRINCIPAL CAUSA DE FRATURA?

O enfraquecimento dos ossos é o maior causador de fraturas. Prevenir a osteoporose é a principal forma de evitar essas quedas. Com uma boa estrutura óssea, é possível evitá-las. Fora do organismo, a maior causa de quedas é a casa mal adaptada. Tapetes no chão da sala e do quarto, animais de estimação, escadas, chão com desnível, banheiros sem barras de segurança são fatores que facilitam quedas e, consequentemente, fraturas.

23

POSSO FRATURAR A COLUNA?

Sim. Metade das fraturas relacionadas à doença envolve a coluna dorsal ou lombar. É preciso estar atento aos sinais de que essa parte foi afetada pela osteoporose: diminuição da estatura, deformidades ósseas e posturas anormais podem indicar que o local está frágil e exposto a fraturas.

24

EXISTE TRATAMENTO CIRÚRGICO PARA FRATURA?

Sim. Os médicos indicam esses procedimentos em casos específicos. Eles buscam preencher o tecido interno dos ossos com uma substância chamada popularmente de cimento acrílico ou fixar os ossos com parafusos.

25
QUAIS OS TIPOS DE CIRURGIA VERTEBRAL?

Há dois tipos. A vertebroplastia é a cirurgia que corrige as vértebras, injetando uma substância chamada polimetilmetacrilato (conhecido também como cimento acrílico) diretamente no interior delas, para reabilitar suas funções. Esse mesmo procedimento é realizado por uma técnica que evoluiu da anterior: a cifoplastia. Implanta-se a mesma substância em uma espécie de balão dentro da vértebra. Geralmente, por ser mais cara, essa cirurgia é adotada em casos mais graves. São dois procedimentos simples, minimamente invasivos, e o paciente pode ter alta no mesmo dia, já sentindo os benefícios.

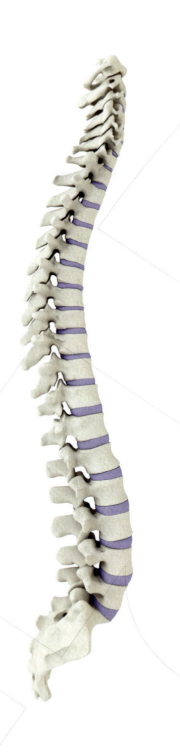

26

QUAIS OS TIPOS DE CIRURGIA SÃO INDICADOS PARA O FÊMUR?

As fraturas de fêmur exigem uma cirurgia ortopédica de imediato, realizada em no máximo 48 horas após a lesão. Quanto mais ágil for a entrada na cirurgia, mais chances de recuperação rápida. Basicamente, as cirurgias variam de acordo com o dano causado no osso. Se for necessário fixar as partes com parafusos, placas ou pinos, o médico realiza a chamada osteossíntese. Caso o dano exija uma prótese que substitua parte do quadril, a cirurgia é chamada de artroplastia. Um dia após o procedimento, o paciente deve se movimentar, para iniciar seu processo de reabilitação.

27 QUE COMPLICAÇÕES POSSO TER COMO CONSEQUÊNCIA DAS FRATURAS?

As fraturas podem trazer principalmente dores crônicas, devido ao posicionamento dos ossos fraturados, e imobilidade – o que pode gerar outras complicações, como obesidade, diabetes e doenças cardiovasculares.

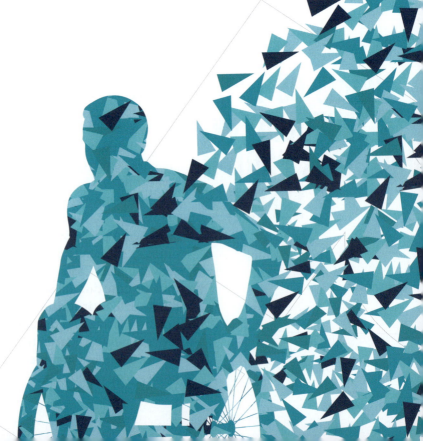

28

A OSTEOPOROSE PODE MATAR?

A doença em si, não. Mas suas complicações, como as quedas e a perda de mobilidade, podem levar à morte. Um a cada cinco idosos morre em função de fratura de quadril, causada por queda.

29
OS HOMENS TAMBÉM PODEM TER OSTEOPOROSE?

Sim. Os homens também podem desenvolvê-la, principalmente se estiverem expostos a fatores de risco como tabagismo e excesso de bebidas alcoólicas. O Ministério da Saúde calcula que acima dos 50 anos, 11% dos homens são afetados pelo problema. Acima dos 80, o número sobre para 36%.

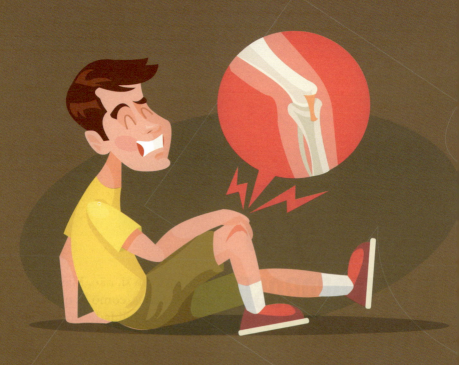

30

QUAL A PROPORÇÃO DA OSTEOPOROSE ENTRE HOMENS E MULHERES?

Estima-se que 30% das mulheres acima dos 50 anos tenham osteoporose. Já entre os homens da mesma faixa etária, o número cai e fica em torno dos 10%. Ou seja, o risco de desenvolver a síndrome é três vezes maior para as mulheres.

31

QUAIS TIPOS DE DOENÇAS PODEM LEVAR À OSTEOPOROSE?

Quando a osteoporose é originada por outra doença ela é considerada secundária. A causa pode ser genética, hormonal, gastrointestinal, autoimune, sanguínea, ou ainda causada por deficiências nutricionais e distúrbios alimentares como anorexia, alcoolismo, e doenças renais. A aids também pode causar osteoporose.

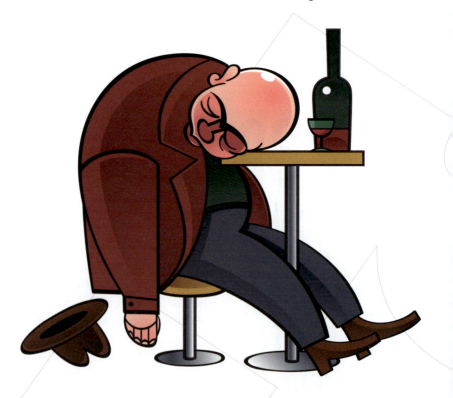

32

FAÇO USO DE CORTICOIDE HÁ MUITO TEMPO, ISSO É RUIM?

Sim. O uso prolongado de corticoides é um fator de risco para desenvolver osteoporose. Tratamentos à base de cortisona (receitados geralmente para tratar asma, poliartrite reumatoide e doenças inflamatórias) muito longos podem fragilizar os ossos e afetar sua renovação periódica. Por isso, se você faz uso dessa substância, consulte seu médico.

33

O TABAGISMO PODE INFLUENCIAR NO TRATAMENTO?

Sim, o tabagismo dificulta o tratamento. O tabaco facilita a perda de cálcio, já que a nicotina presente no cigarro rouba do organismo o mineral, e isso inibe a produção dos osteoblastos. A circulação de oxigênio no corpo também é diminuída pelo fumo, o que estimula a perda de densidade óssea. Como o objetivo é fortalecer os ossos, aumentando as elaborações internas de cálcio e oxigênio, não faz sentido que o paciente continue a fumar nessa fase.

34

O USO DE ÁLCOOL PODE INFLUENCIAR NO TRATAMENTO?

Sim. É melhor evitar o álcool, pois ele interfere de forma negativa na formação mineral dos ossos e atrapalha seu processo de regeneração, comprovadamente.

35
QUE TIPOS DE ALIMENTOS DEVO COMER?

Alimentos ricos em cálcio e vitamina D são os mais recomendados para facilitar a regeneração dos ossos.

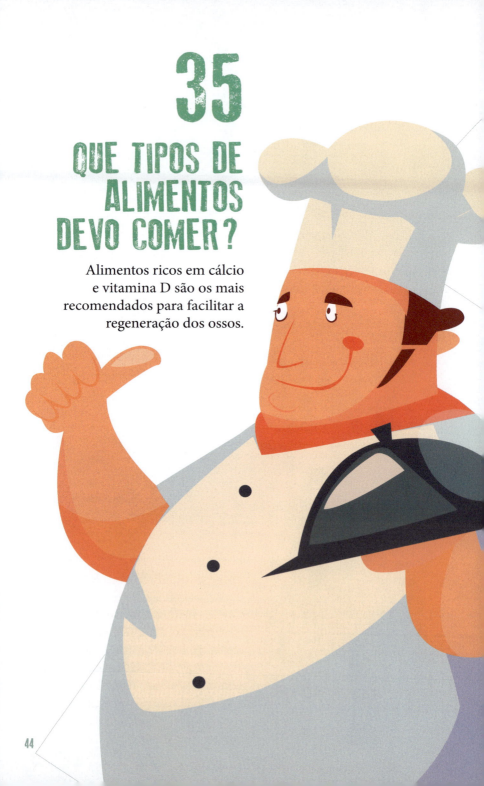

36

QUAIS ALIMENTOS SÃO RICOS EM CÁLCIO?

Leite (especialmente o de cabra) e seus derivados, como iogurtes, queijo branco, queijo gorgonzola; peixes (principalmente sardinha e salmão verdadeiro); vegetais de cor escura (como couve, agrião, espinafre e brócolis); oleaginosas como castanhas, amendoins, amêndoas e nozes; e linhaça contêm grandes quantidades de cálcio.

37
DEVO TOMAR CÁLCIO TODOS OS DIAS?

Sim, mas essa dose deve ser acompanhada pelo médico responsável por seu tratamento. Em geral, para prevenção da osteoporose, recomenda-se que homens dos 20 aos 70 anos e mulheres de 20 aos 50 anos devam ingerir 1.200 mg de cálcio por dia. Após essa faixa etária, o recomendado é 1.500 mg diariamente – que pode ser ingerido por meio de alimentação ou de suplemento. Após análise da sua dieta e do grau de osteoporose, o médico saberá dizer se é necessário fazer a suplementação do mineral. Se for preciso tomar suplemento de cálcio, é recomendável beber bastante água para evitar efeitos colaterais.

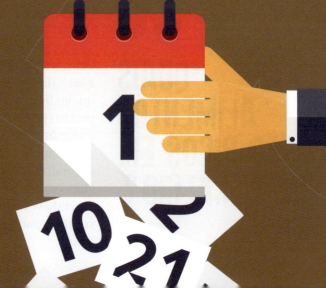

38

A VITAMINA D É IMPORTANTE?

Sim, a vitamina D é essencial na formação e regeneração dos ossos. Ela pode ser ingerida em alimentos ou se expondo ao sol em horários mais amenos – antes das 10h e após as 16h.

39
QUAIS TIPOS DE ALIMENTOS SÃO RICOS EM VITAMINA D?

Entre eles estão os peixes (salmão, atum, sardinha, arenque), óleo de fígado de bacalhau, ovos cozidos e carne bovina.

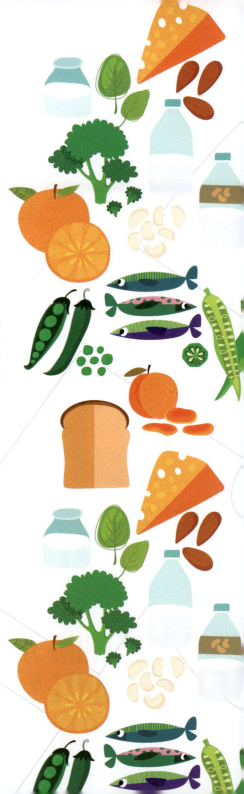

40

PRECISO TOMAR SOL COM QUAL FREQUÊNCIA?

Tomar sol todos os dias, durante cerca de 15 a 20 minutos, em horários amenos, já é o suficiente para garantir uma boa absorção de vitamina D. Nesses horários, não é preciso passar filtro solar (passe filtro apenas no rosto). É preciso expor a pele ao sol, ou seja, use camisetas de manga curta, bermudas ou shorts.

41 TERAPIA DE REPOSIÇÃO HORMONAL AJUDA?

Sim. As mulheres, na menopausa, passam por uma queda de produção de hormônios que naturalmente protegem os ossos. No entanto, a reposição hormonal deve ser muito bem avaliada pelo médico, já que pode causar efeitos colaterais. Ele deve informar sobre dosagens, horários e a rotina do tratamento.

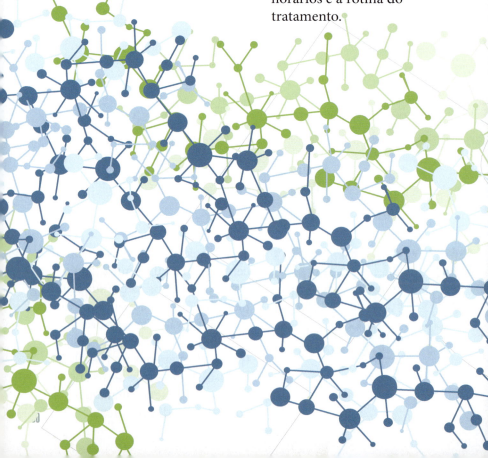

42

QUAIS CUIDADOS DEVO TER PARA REALIZAR A TERAPIA DE REPOSIÇÃO HORMONAL?

Será preciso investir em uma alimentação com poucas gorduras animais, reduzir a quantidade de sal, as bebidas alcoólicas e o açúcar, enriquecer a dieta com fibras, verduras e legumes. Além disso, parar de fumar e substituir o tabagismo por atividades físicas – cerca de 30 minutos por dia, no mínimo.

43
DEVO FAZER FISIOTERAPIA?

Sim. A fisioterapia ajuda a prevenir complicações, posições anormais dos ossos e fraturas que possam ocorrer. Ela também fortalece ossos, músculos e articulações, além de oferecer melhores condições respiratórias e cardíacas. É uma atividade segura e controlada por um profissional que estará atento a qualquer sintoma ou anormalidade que perceber.

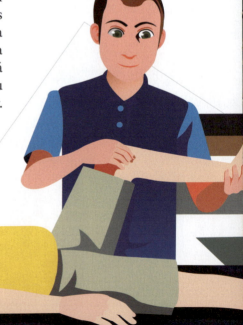

44

EXERCÍCIO FÍSICO MELHORA?

Sim, praticar alguma atividade física é essencial por diversos motivos. Os exercícios ajudam a elevar a quantidade de cálcio no osso e sua fixação; aumenta o equilíbrio, o que previne quedas; mantém a densidade óssea elevada; diminui a dor nas articulações; e deixa o organismo leve, sem sobrecarregar as articulações. Porém, se você recebeu o diagnóstico de osteoporose, deve perguntar ao médico que atividade pode fazer, quanto tempo ele deve durar, e em que intensidade.

45
QUAL TIPO DE EXERCÍCIO É MAIS INDICADO?

De forma geral, atividades que tenham certo grau de impacto ajudam na remodelação óssea. Exercícios de alongamento, ou que estimulem equilíbrio e coordenação motora, ou que fortaleçam os músculos, são os mais indicados, e devem ser feitos com acompanhamento profissional. Caminhadas devem ser feitas quatro vezes por semana, durante 40 minutos. Musculação, dança, hidroginástica, pilates, ioga ou exercícios funcionais ajudam a diminuir a perda da massa óssea e estão entre as atividades mais recomendadas. Exercícios como tênis e golfe são contraindicados porque estimulam a torção do corpo, o que pode causar fraturas.

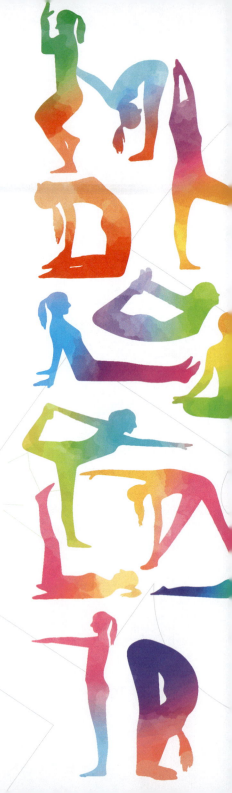

46

QUE CUIDADOS DEVO TER NO DIA A DIA?

Cuidar da alimentação, seguindo a dieta recomendada para seu caso e evitando alimentos prejudiciais ao tratamento; ingerir cálcio e vitamina D (se não for por alimentos, por suplementação); tomar sol por 15 minutos todos os dias; fazer exercícios por 30 minutos no mínimo; preparar a casa para que esteja segura sem obstáculos ou itens que facilitem quedas; e, caso seja recomendado pelo médico, fazer a terapia de reposição hormonal. Evite carregar pesos, ou sentar-se em posições desconfortáveis, que possam sobrecarregar os ossos. Na rua, procure andar sempre em piso plano, sem desníveis. Cuidado também ao se abaixar para pegar objetos: dobre um dos joelhos e apóie-o no chão, para ter mais equilíbrio. Não carregue itens muito pesados.

47

QUE CUIDADOS DEVO TER EM CASA PARA EVITAR QUEDAS?

É preciso adaptar a casa e torná-la uma aliada na prevenção de quedas. Melhore a iluminação de todos os cômodos, instale barras de apoio no banheiro, adapte a altura da cama, evite tapetes e outros itens decorativos escorregadios e retire também obstáculos baixos, como bancos, fios de telefone e vasos de plantas dos lugares de movimentação. Mantenha um banco no boxe do banheiro, para lavar os pés, durante o banho, sentado.

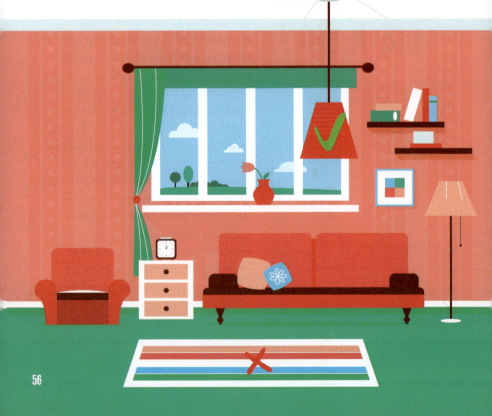

48

DEVO MUDAR O MEU CALÇADO?

Sim. Dê preferência a sapatos com sola antiderrapante, cuja parte de cima abrace bem os pés. Esqueça os saltos altos e de bico fino, que elevam o corpo para a frente e causam desequilíbrio – o indicado é que os saltos passem a ter entre 1 e 2 centímetros e bico quadrado. Evite ainda os chinelos de dedo, que facilitam quedas.

COMO POSSO PREVENIR A OSTEOPOROSE?

É preciso fortalecer o tecido ósseo, desde a juventude. Alimentação rica em cálcio, prática de exercícios regular e exposição ao sol em horários amenos são hábitos para a vida toda. Evitar excesso de bebida alcoólica, de cigarros, sal, cafeína (no café e refrigerantes) são outros cuidados importantes para evitar a síndrome.

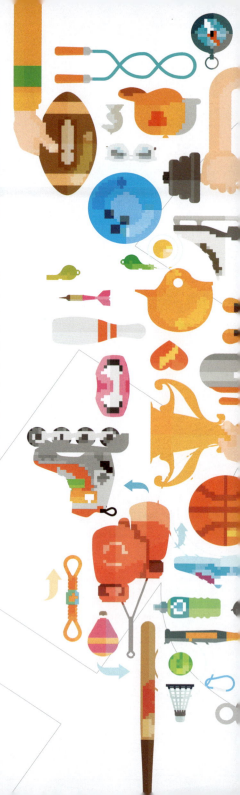

50
E A PRÓXIMA PERGUNTA?

Quem faz é você. Procure seu médico e tire suas dúvidas.

49 PERGUNTAS SOBRE OSTEOPOROSE

Copyright © 2017 Editora Manole, por meio de contrato com a Allergan Produtos Farmacêuticos Ltda. e de contrato de coedição com o Instituto Bem-Estar Serviços Médicos Ltda.

Minha Editora é um selo editorial Manole.

Este livro contempla as regras do Acordo Ortográfico da Língua Portuguesa.

Dados Internacionais de Catalogação na Publicação (CIP)
(Câmara Brasileira do Livro, SP, Brasil)

49 perguntas sobre osteoporose / Jean Ikonomidis...[et al.].
– Barueri, SP : Manole, 2017. – (Coleção 49 perguntas ; v. 6)

Outros autores: Mariana Lamussi, Paulo Potiguara, Sandra Alamino, Silvio Villa Real
ISBN 978-85-7868-275-0

1. Osteoporose 2. Osteoporose – Obras de divulgação
3. Perguntas e respostas I. Ikonomidis, Jean. II. Lamussi, Mariana. III. Potiguara, Paulo. IV. Alamino, Sandra. V. Real, Silvio Villa. VI. Série.

	CDD-616.716
16-09022	NLM-WE 200

Índices para catálogo sistemático:
1. Osteoporose : Medicina   616.716

Todos os direitos reservados.
Nenhuma parte deste livro poderá ser reproduzida, por qualquer processo, sem a permissão expressa dos editores.
É proibida a reprodução por xerox.
A Editora Manole é filiada à ABDR – Associação Brasileira de Direitos Reprográficos.

Editora Manole Ltda.
Av. Ceci, 672 – Tamboré
06460-120 – Barueri – SP – Brasil
Fone: (11) 4196-6000
Fax: (11) 4196-6021
www.manole.com.br
info@manole.com.br

Impresso no Brasil
Printed in Brazil

49 PERGUNTAS SOBRE OSTEOPOROSE